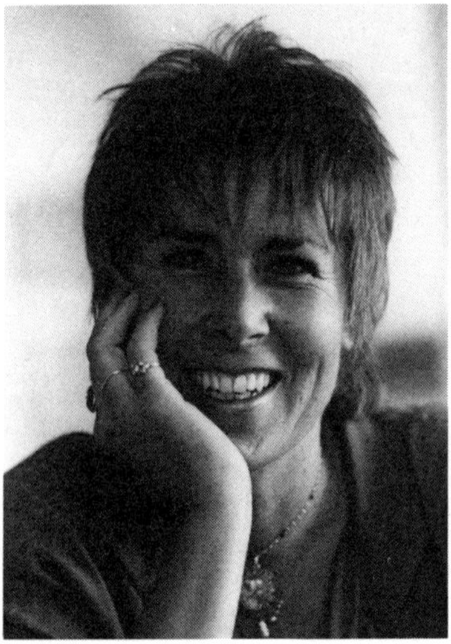

Marie-Thérèse Schins, 1943 in Venlo/Niederlande geboren, lebt in Hamburg. Ausbildung zur Kinderbibliothekarin; Lehrbeauftragte für das Fach Kinder- und Jugendliteratur an der Fachhochschule Hamburg; Übersetzungen aus dem Niederländischen und Englischen; zweimal Mitglied der Jury für den deutschen Jugendliteraturpreis. Sie schreibt ihre Bücher gleichzeitig in ihrer niederländischen Muttersprache und in der deutschen Sprache. Bei rotfuchs sind bisher erschienen: «Es geschah an einem Sonntag» (Band 523), «Hallo, Charlie! Tag, Miakind!» (Band 584) und «2 x Papa» (Band 773).

Marie-Thérèse Schins

Es geschah an einem Sonntag

Ein Abschied

rororo

Rowohlt

rororo rotfuchs
Herausgegeben von Ute Blaich und Renate Boldt

30.–32. Tausend Mai 1996

Originalausgabe
Veröffentlicht im Rowohlt Taschenbuch Verlag GmbH,
Reinbek bei Hamburg, November 1988

Umschlagfoto Michael Seifert
rotfuchs-comic Jan P. Schniebel

Gesetzt aus der Garamond (Linotron 202)
Gesamtherstellung Clausen & Bosse, Leck
Printed in Germany
690-ISBN 3 499 20523 8

Für meinen Neffen, der Marcel sehr ähnlich war

RETURN TO PARADISE

It's paradise here where the sun meets the sea
There's nothing to fear and so much to be
But soon I must go, say goodbye to it all
That homeland of mine is beginning to call

Goodbye doesn't mean this has to be the end
Fading dreams grow cold as ice
And I get a feeling we will meet again
When we return to paradise

The wind in our hair and the sun in our eyes
There's no need for tears and no time for lies
So reach out your hand and I'll reach out my heart
Remember me while we are apart

Goodbye doesn't mean this has to be the end
Fading dreams grow cold as ice
And I get a feeling we will meet again
When we return to paradise
Goodbye doesn't mean this has to be the end
Fading dreams grow cold as ice
I'm heading homeward
Leaving sunshine and heading for rain
But we'll return to paradise... again

Elton John

Aber sag Mama und Papa nichts davon!

«Kommst du mit nach Hause, Marcel?» fragt Mieke, während die Schüler um sie herum mit viel Lärm ihre Fahrräder aus den Eisenständern ziehen.
Marcel steht ein paar Schritte von ihr entfernt neben Jolie, einem Mädchen aus seiner Klasse. Schon wieder, denkt Mieke. In den letzten Tagen hat sie ihren Bruder öfter mit dieser Jolie gesehen. Und jedesmal, wenn sie ihn bittet, mit nach Hause zu kommen, antwortet er garantiert: «Ich komme gleich. Fahr du schon mal los!»
Sonst sind sie fast immer gemeinsam heimgeradelt, an den Rand ihrer kleinen Stadt. Früher haben sie mitten im Zentrum gewohnt, «mit allem vor der Tür», wie Miekes Mutter immer sagt. Aber vor vier Jahren haben ihre Eltern es geschafft, ein eigenes Haus mit Garten zu kaufen. Es liegt zwar ein ganzes Stück weit von der Schule und auch vom Stadtzentrum entfernt, doch das macht Mieke und Marcel nichts aus.
Die Etagenwohnung in der Stadt war für sie zu klein geworden, sie bekamen da einfach Platzangst. Winzigkleine Zimmer, ein Balkon, auf den gerade zwei Klappstühle paßten, und außerdem Tag und Nacht Autolärm vom Durchgangsverkehr. Nein, da haben sie es jetzt viel besser! Sie müssen zwar sparsam leben, und deshalb verreisen sie im Sommer auch nicht mehr mit dem Wohnwagen. «Aber das ist nur

vorübergehend», hat Miekes Vater gesagt. «Wenn erst mal die größten Schulden bezahlt sind, machen wir zu viert einen wunderschönen Urlaub, das verspreche ich euch feierlich.»
Seit kurzem verdient Mieke sich ein Taschengeld dazu, als Babysitterin in der Nachbarschaft. Marcel trägt Zeitungen aus. Von diesem Verdienst bezahlen sie den Mitgliedsbeitrag im Tennisverein. «Für diese Art Luxus könnt ihr im Augenblick von Mama und mir kein Geld erwarten», hat der Vater erklärt. Als Trostpflaster hat er ihnen einen kleinen Hund gekauft. «Von dem haben wir alle was.»
Und das stimmt. Sie sind alle ganz verrückt nach dem Foxterrier Charlie, der sich jeden Tag etwas Neues ausdenkt. Nein, so schlimm ist es gar nicht, daß sie mit ihrem Geld sparsam umgehen müssen.
Dafür gefällt ihnen ihr neues Haus um so mehr. Es ist geräumig, sonnig, einfach gemütlich. Und sie verstehen sich alle gut.
«Kommst du nun oder nicht?» ruft Mieke. Marcel wechselt ein paar Worte mit Jolie, drückt ihr sein Fahrrad in die Hand und kommt auf Mieke zu.
«Miekie-Maus», sagt er – und wenn er mit Miekie-Maus beginnt, hat es nicht immer etwas Gutes zu bedeuten –, «Miekie-Maus, ich will eben noch mal bei Oma reinschauen und Jolie mitnehmen. Ich komme später. Sagst du das bitte Mama? Ich esse bei Oma 'ne Scheibe Brot.»
Daß er nach der Schule bei ihrer Großmutter ein Brot oder eine Mahlzeit bekommt, ist eigentlich ganz normal. Marcel und Oma sind nämlich dicke Freunde. Er war noch nicht ganz vier, da hatte er mit ernstem Gesicht zu ihr gesagt: «Wenn ich groß bin, heirate ich dich.» Mieke hat die Geschichte oft gehört.
Manchmal begleitet Mieke ihn zu Großmutter. Auch sie mag

ihre Oma gern, sehr gern sogar. Aber doch anders als Marcel. Der umarmt Großmutter, hebt sie in die Höhe, tanzt mit ihr durchs Zimmer, schmust mit ihr und sagt dabei: «Tag, kleine Oma!»

Hat Marcel Probleme, so geht er damit meistens erst zu Großmutter. Erst danach spricht er zu Hause darüber.

Marcel und Großmutter, die passen zusammen wie Topf und Deckel...

Schade, daß Opa so weit weg wohnt, denkt Mieke oft, denn mit Mutters Vater versteht sie sich nun wieder besonders gut. Zum Glück besucht Großvater sie jetzt öfter, seitdem sie in dem neuen Haus wohnen. Unter dem Dach gibt es ein Gästezimmer. Mindestens dreimal im Jahr kommt er aus Leeuwarden zu ihnen in den Süden. Dann ist Mieke jedesmal selig. Mit Großvater kann sie über so vieles sprechen, was sie bewegt, mit ihm zu reden fällt ihr einfach leichter als mit Großmutter. So ist das nun mal.

Und jetzt geht Marcel mit dieser Jolie zu Großmutter. «Also kannst du mich nicht gebrauchen», sagt Mieke spitz und will beleidigt losfahren.

«Nun warte doch, Miekie-Maus. Ich möchte Jolie nur mal Oma vorstellen und...»

«Gehst du mit dieser Jolie?» fragt Mieke beklommen.

Diesen Moment hat sie schon lange gefürchtet: daß irgendein Mädchen die Freundschaft zwischen ihr und ihrem großen Bruder zerstören würde. Marcel ist schon sechzehn und vier Klassen über ihr. Mieke bewundert ihn. Manchmal gibt sie in ihrer Klasse ein bißchen mit ihm an. Marcel ist umgänglich, fröhlich und ärgert sie selten oder nie, wie es Brüder meistens tun. Sie hört das oft von ihren Klassenkameradinnen. Marcel ist einfach Marcel, ihr bester Freund, solange sie sich erinnern kann.

«Hör mal, so ernst ist es zwischen Jolie und mir noch nicht, ich finde sie einfach lieb. Mal gucken, was meine kleine Oma von ihr hält.»
Er dreht sich um und ruft ihr über die Schulter zu: «Aber sag Mama und Papa nichts davon, denk daran! Das mach ich schon selber. Tschüs, Miekie-Maus!»
Komischer Marcel, denkt Mieke. Tut so, als würde sie ihn verraten. Das müßte er doch besser wissen.

Wäre ich doch auch schon sechzehn

Seufzend steigt Mieke auf ihr Rad und macht sich allein auf den Weg nach Hause. Die Strecke kommt ihr heute endlos vor, dabei sind es nur sieben Kilometer. Sie brummelt vor sich hin, während sie gegen den Wind ankämpft.
Zum Glück beginnen in zwei Wochen die Sommerferien. Mieke hat vor, viel Tennis zu spielen, und im August kommt Großvater für zwei Wochen zu ihnen. Außerdem freut sie sich auf ihre Brieffreundin Lucy aus Hilversum, mit der sie schon seit drei Jahren korrespondiert. Mieke hat Lucy erst einmal für einen Tag besucht. Als Mutter und Vater im letzten Jahr nach Amsterdam fuhren, haben sie extra ihretwegen den Umweg über Hilversum gemacht. Lucy ist die älteste von sieben Geschwistern. Ihre Eltern haben ein Schuhgeschäft, und so muß sie zu Hause tüchtig mithelfen. Mieke hat so lange gequengelt, bis Lucy sie nun endlich besuchen darf. Und Lucy mußte zu Hause genauso lange betteln, bis sie die Erlaubnis bekam, nach Süd-Limburg zu reisen, ganz allein mit der Bahn, obwohl sie ein paarmal umsteigen muß.
Es könnte ein so schöner Sommer werden, wenn da nicht Jolie wäre. «Ach, du bist bloß eifersüchtig, das ist alles», sagt Mieke zu sich selber, als sie zu Hause ihr Fahrrad in der Garage gegen die Wand wirft. «Laß Marcel doch mit dieser Jolie gehen. Das wird nicht ewig dauern. Und dann erinnert mein Bruder sich wieder an seine allerliebste Schwester Mieke»,

murmelt sie beschwörend und reißt ihre Schultasche vom Gepäckträger.
«Bist du das, Mieke?» ruft ihre Mutter aus dem Garten.
«Ja, wer denn sonst», ruft Mieke zurück. Sie geht zu Mutter hinüber, die in einer windstillen Ecke am Gartentisch arbeitet, und gibt ihr einen Kuß. Die Mutter hilft Vater manchmal bei den Büroarbeiten. Sie kann gut rechnen und versteht etwas von Buchführung. Leider hat Mieke davon nichts geerbt.
«Tag, Mama.»
«Wo ist Marcel?»
«Der ist noch zu Oma gefahren. Vielleicht ißt er dort nachher auch 'ne Scheibe Brot», sagt Mieke.
«In Ordnung», antwortet Mutter. «Heute abend gibt es überbackene Nudeln, da macht es gar nichts aus, ob einer mehr oder weniger mitißt. Hast du viele Hausaufgaben auf? Sonst setz dich doch ein bißchen zu mir. Warte, ich rücke etwas zur Seite.» Mutter schiebt ihre Papiere zusammen.
«Nein, laß nur», sagt Mieke, «ich muß mich auf die Klassenarbeit in Erdkunde vorbereiten. Das kann ich besser in meinem Zimmer. Wo ist Charlie?» Gerade in diesem Augenblick kommt Charlie um die Ecke geschossen.
«Na, warst du wieder auf Achse, du Strolch?» sagt Mieke und streichelt ihm über das lockige Fell. Charlie wedelt begeistert mit dem Schwanz und legt sich sofort erwartungsvoll hin, die kleinen Pfoten und den hellen Bauch nach oben. ‹Kannst du mich bitte stundenlang kraulen›, heißt das bei ihm.
«Du kannst dich wieder aufsetzen, Charlie», sagt Mieke. «Ich muß nach oben, lernen.»
Enttäuscht dreht Charlie sich um, setzt sich auf seinen kleinen Hintern und sieht Mieke mit schräggelegtem Kopf aus dunkelbraunen Knopfaugen an. ‹Auch nicht ein bißchen spazieren?› scheint er zu fragen.

«Auch nicht spazieren», sagt Mieke. «Vielleicht später.»
Charlie zieht sich unter den Gartentisch zurück, auf Mutters Füße. ‹Schön gemütlich›, findet er offenbar, denn er rollt sich zufrieden zusammen. Wie eine wollige Brezel, denkt Mieke. Sie schlendert ins Haus, nimmt sich einen Becher Schokomilch aus dem Kühlschrank und geht nach oben. Ob Marcel wohl nachher Zeit hat, sie abzuhören?
«Hallo, hier bin ich!» tönt es gegen sieben durchs ganze Haus. Marcel ist da. Mieke springt vom Schreibtisch auf, rutscht das Treppengeländer hinunter und fällt fast in seine ausgestreckten Arme. «Viele Grüße von Oma, und wann du mal wieder kommst. Und bitte nicht erst, wenn es Zeugnisse gibt, hat sie gemeint.»
Mieke schaut ihn an. Er strahlt. Also hat Jolie Großmutter gefallen. «Wie war es denn?» fragt sie ihn trotzdem.
«Oh, sehr gemütlich. Wir haben stundenlang Kaffee getrunken, und Oma hat sogar ein Bier spendiert. Und Jolie mag sie auch leiden, aber das habe ich gewußt.»
«Würdest du mich bitte nachher mal abhören. Ich...»
«Selbstverständlich, Kleines», antwortet Marcel, ehe sie den Satz beenden kann. Seit kurzem tut Marcel ab und zu ein bißchen von oben herab. Er behandelt sie wie ein Vorschulkind, findet Mieke. Ob das durch die Freundschaft mit Jolie kommt? Sie traut sich nicht recht, ihn zu fragen.
Mutter guckt aus der Küchentür. «Kommt ihr bitte, wir wollen essen. Marcel, möchtest du auch noch was?»
«Ach ja, so ein Häppchen», sagt Marcel. In der Küche verschlingt er kurze Zeit später mit Leichtigkeit fast die Hälfte der überbackenen Nudeln.
Wäre ich doch auch schon sechzehn, denkt Mieke, und Marcels Zwillingsschwester. Dann hätte ich es jetzt nicht so schwer. Dann würde er viele Dinge bestimmt auch mit mir

besprechen, und nicht nur mit Oma. Und er würde mich ganz bestimmt auch nicht Miekie-Maus nennen.
Nachher in ihrem Zimmer gehört Marcel ihr für eine Weile wieder ganz allein. Und sie genießt es, während er sie abhört, daß er da ist. Als sie fertig sind, fragt sie ihn über seine eigenen Klassenarbeiten länger als nötig aus. Und Marcel antwortet ihr geduldig.

Warum hast du mir eigentlich nie etwas gesagt?

Erst ganz allmählich gewöhnt Mieke sich daran, daß Marcel seine Freizeit nicht mehr so häufig mit ihr verbringt, daß er jetzt auch mit Jolie Tennis spielt, daß er fast jeden Tag mit Jolie Großmutter besucht.
«Komm doch mal mit», schlägt Marcel vor.
Mieke tut das auch, und Großmutter empfängt sie mit offenen Armen. Beim Kaffeetrinken blickt sie Mieke hin und wieder prüfend an. Mieke bemerkt es, wird etwas rot und grinst. Doch Großmutter läßt sich nichts vormachen. Sie hat sofort gesehen, daß zwischen Marcel und Mieke etwas nicht ganz stimmt. Marcel ist bis über beide Ohren in Jolie verliebt, schwebt auf rosa Wölkchen und nimmt gar nicht wahr, daß Mieke, seine Miekie-Maus, sich zurückgesetzt vorkommt.
«Mieke, es ist heute so warm. Hol doch bitte in der Eisdiele Venezia eine schöne Portion Eis. Nimm die Glasschale hier mit und such dir aus, was du möchtest.» Großmutter drückt ihr einen Zehn-Gulden-Schein in die Hand und schiebt sie fast zur Tür hinaus. «Aber mit Sahne!» ruft sie Mieke im Treppenhaus noch nach.
Auf der Straße überlegt Mieke: Da steckt doch bestimmt noch mehr dahinter...
Und so ist es auch. Als Mieke die Schale mit dem Eis auf den Tisch stellt, sieht Marcel sie aufmerksam an. Und während sie

genüßlich das Eis löffeln und sich unterhalten, ist er so lebhaft und aufgeschlossen wie früher, geht auf alles ein, was Mieke sagt.
Sie möchte gar nicht wissen, ob Großmutter dahintersteckt. Sie ist froh, daß er sich wieder «normal» benimmt, wie sie es nennt.
Mieke nörgelt nun auch nicht mehr, wenn sie mal wieder allein heimradeln muß. Marcel bemüht sich, seine Zeit anders einzuteilen. Er ist wieder öfter zu Hause. Und Mieke und Marcel gehen wie früher abends nach dem Essen zusammen mit Charlie um den Häuserblock. Der Hund freut sich offenbar nicht weniger darüber als Mieke, vor Begeisterung versucht er immer wieder, sie in die Schuhsohle zu beißen.
Auch Mutter scheint erleichtert zu sein, jedenfalls macht sie nicht mehr so ein besorgtes Gesicht, findet Mieke. Mutter hat zwar nichts gesagt zu Marcels Verhalten in den letzten Wochen, aber Mieke ist überzeugt, daß sie nicht mehr lange schweigend abgewartet hätte.
«Marcel», beginnt Mieke endlich bei einem ihrer Abendspaziergänge, «hat Oma mit dir über mich gesprochen, als wir sie neulich zu dritt besucht haben und ich Eis holen sollte?»
«Ja.» Marcel nickt. Er sieht seine Schwester von der Seite an. «Sie hatte wirklich recht. Ich hab dich ziemlich vernachlässigt. Mit meinem vernebelten Hirn hatte ich dich völlig aus den Augen verloren. Und Oma hat das schon nach zehn Minuten gemerkt. Sie hat Jolie und mich gebeten, dich nicht von allem auszuschließen. Immerhin hab ich mich zwölf Jahre lang um dich gekümmert. Meine kleine Oma hatte schon recht.» Er schweigt einen Augenblick nachdenklich.
«Ich bin übrigens ganz froh, daß du selber davon anfängst», sagt er dann. «Weißt du, Mieke, mir war so, als stünde ich neben mir selbst. Ich bin zum erstenmal in meinem Leben

richtig verliebt. Ich konnte an fast nichts anderes mehr denken, und mir war auch alles egal. Nur Jolie war mir wichtig. Wenn Oma mir nicht hin und wieder ins Gewissen geredet hätte, wären meine Klassenarbeiten vielleicht völlig danebengegangen. Ich glaube, diesmal ist mein Zeugnis nicht gerade überwältigend. Ich werde zwar versetzt, aber das ist auch alles. Weißt du, Mieke, verliebt zu sein ist eine herrliche Sache, aber du darfst sonst nichts um die Ohren haben. Man ist einfach nicht mehr zurechnungsfähig. Das einzige, was mir noch gelingt, ist das Zeitungsaustragen. Dabei kann ich nämlich an Jolie denken. Oma ist schon eine tolle Frau. Sie findet Jolie hinreißend, sagt sie. Aber sie hat mir auch klargemacht, daß es außer Jolie noch anderes auf der Welt gibt, dich zum Beispiel.»

So viel auf einmal hat Marcel schon seit Wochen nicht mehr mit Mieke gesprochen. Mit offenem Mund bleibt sie stehen.

«Warum hast du mir eigentlich nie etwas gesagt?» fragt Marcel.

Mieke sucht nach den richtigen Worten. Jetzt, wo ihr Bruder endlich wieder ernsthaft mit ihr redet und sie nicht wie ein Baby behandelt, möchte sie die gute Stimmung nicht verderben.

«Marcel», sagt sie zögernd, «du... du hast dich um fast nichts mehr gekümmert. Du hast über alles mögliche geredet, aber nie wirklich nach mir gefragt, nach meinen Hausaufgaben und wie ich mich fühle. Ich hab mich einfach nicht getraut, dich darauf anzusprechen. Du hast oft so abwesend ausgesehen. Und so wie ein Erwachsener getan.»

So, jetzt ist es doch raus. Mieke ist erleichtert, und Marcel offenbar auch. Tröstend legt er ihr einen Arm um die Schulter und sagt: «Also, Mieke, wenn du Probleme oder Sorgen hast, dann kommst du wieder zu deinem großen Bruder, ob der nun verliebt ist oder nicht. Abgemacht?»

Mieke lacht befreit auf und muß auch ein bißchen weinen. Wie gut, daß es schon ziemlich dunkel ist. Marcel braucht nicht zu sehen, daß ihr zwei Tränen über die Wangen rollen.

Herrlich, so ein Frühstück zu zweit

Es ist warm. Die Sonne scheint von einem zartblauen Himmel herab. An diesem Sonntagmorgen zeigt das Thermometer schon um sieben Uhr dreiundzwanzig Grad an. Das verspricht ein heißer Tag zu werden. Mutter und Vater schlafen noch, aber Mieke ist schon seit halb sieben auf. Sie hat Marcel versprochen, ihm beim Packen seines Rucksacks zu helfen. In der Küche schnüffelt Charlie an ihren nackten Zehen herum und gibt komische Quietschgeräusche von sich.
«Geh mal weg, Schätzchen!» sagt Mieke zu dem Hund und schubst ihn sanft zur Seite. «Du bist im Weg. Marcel macht heute mit Jolie und ihren Eltern einen Ausflug. Ich muß ganz viele Sachen aus dem Kühlschrank holen, aber nicht für dich. Du kriegst nachher was von mir.»
Sorgfältig wickelt Mieke belegte Baguettes, Obst und den restlichen Salat vom Vorabend in Alufolie ein und füllt die Thermosflasche mit Eiswürfeln und frisch gepreßtem Apfelsinensaft. Sie packt alles in die kleine Kühltasche, legt noch zwei Cola-Dosen und zuletzt die Kühlelemente dazu.
Eigentlich richtig lecker, denkt sie. Nein, eifersüchtig ist sie nicht mehr seit dem Gespräch mit Marcel. Gut, daß sie beide ihrem Herzen Luft gemacht haben. Marcel hat sie noch einmal liebevoll an ihrem Pferdeschwanz gezogen, bevor sie ins Haus gingen. Das bleibt aber unter uns, hieß das. Es gibt Dinge, die die Eltern nicht unbedingt wissen müssen.

Habe ich auch nichts vergessen, überlegt Mieke und trinkt durstig einen Schluck eiskalte Schokomilch, ihr Lieblingsgetränk. Eine Rolle Keks könnte sie noch einpacken für zwischendurch.
Mit nassen Haaren vom Duschen kommt Marcel in die Küche. Charlie springt begeistert an ihm hoch. «Platz da, du komischer Hund», murmelt Marcel.
Charlie antwortet mit kurzen, zufrieden klingenden Knurrgeräuschen.
Mieke und Marcel machen sich Toast mit Erdnußbutter, auf die sie beide ganz wild sind. Herrlich, so ein Frühstück zu zweit.
Marcel steht auf und hängt sich den gepackten Rucksack um. «So, meine liebste Miekie-Maus. Jetzt muß ich los. Im voraus vielen Dank für alle Überraschungen, die du mir eingepackt hast. Bei Gelegenheit revanchiere ich mich. Bis heute abend. Ich bin auf jeden Fall rechtzeitig zu unserer Grillparty zurück. Ich schwör es dir!» Er zwinkert ihr zu, und schon ist er aus der Tür.
Mieke hört, wie er vorsichtig das Garagentor öffnet, um Mutter und Vater nicht zu wecken. Vom Wohnzimmerfenster aus sieht sie ihm nach, sieht, wie er das rechte Bein über den Sattel schwingt, sich noch einmal umdreht und ihr zuwinkt. Dann radelt er los, verschwindet um die Ecke, ist auf dem Weg zu Jolie. Zusammen mit ihren Eltern wollen sie mit dem Auto zu einem kleinen See in der Nähe der deutschen Grenze fahren. Bei dem herrlichen Wetter möchte die Familie den Sonntag draußen genießen, hat Marcel gesagt. Denn sie wohnen in einer Etagenwohnung mitten in der Stadt, wie Mieke und Marcel früher.
«So, Charlie, jetzt bist du an der Reihe.» Mieke nimmt den Hund auf den Arm, der sofort seine Pfötchen wieder nach

oben streckt und seinen Bauch zeigt, in der Hoffnung, endlich einmal lange gestreichelt zu werden. Doch in der Küche ist der Spaß bereits zu Ende. Dort muß er seine eigenen Beine wieder benutzen. Mieke stellt ihm frisches Wasser und Hundekekse hin. Durch die geöffnete Küchentür schaut sie in den Garten. Die Liegestühle sind die Nacht über stehen geblieben, die Wettervorhersage hatte einen wolkenlosen Himmel versprochen. Gemütlich sehen sie aus mit den blau-weiß gestreiften Bezügen, daneben die Tischdecke, die Mutter passend zum weißen Sonnenschirm genäht hat. Im Garten blühen Rittersporn und Margeriten in üppig angelegten Blumenbeeten. Das Gras wird nur selten gemäht, Mutter und Vater lassen es absichtlich etwas verwildern. «Ordentliche Gärten und Rasen, die wie mit der Nagelschere geschnitten aussehen, mögen wir nicht», sagen sie oft. «Dann würden wir uns im eigenen Garten zwischen Beetreihen eingeschlossen fühlen. Nein, alles soll richtig wachsen können. Auch Pflanzen und Blumen brauchen ihren Platz.»
Der Hund rumort schmatzend an seinem Futternapf. Mieke schlendert in ihrem riesigen T-Shirt, das sie gern auch als Nachthemd trägt, im Garten herum und läßt sich in einen Liegestuhl fallen.
Herrlich, Ferien, träumt sie vor sich hin, endlich ist es soweit. Und nächste Woche kommt Großvater aus Leeuwarden. Lange Briefe haben sie sich geschrieben und gemeinsam Pläne geschmiedet. Die wollen sie erst endgültig verraten, wenn Großvater da ist und Mieke und er sicher sein können, daß Vater auch wirklich Urlaub nimmt. Tagesausflüge haben sie geplant, nach Maastricht, Aachen und Köln. Großvater hat ihr geschrieben, daß er für diese Ausflüge hundert Gulden am Tag springen lassen will! Für Benzin, einen Imbiß, Getränke. Es fällt Mieke sehr schwer, sich nicht zu verplappern. Sie ist

schon *so* gespannt auf den Moment, wo sie diese Überraschungen verkünden. Denn sogar in die belgischen Ardennen soll es gehen, und nach Brügge und Gent. In Vaters Kombiwagen vom Geschäft passen notfalls noch zwei Personen mehr hinein. Wenn Marcel und sie sich mit ein paar Kissen nach hinten verziehen, könnten also Großmutter und Jolie auch mitfahren.

Mieke muß richtig grinsen, sie sieht die erstaunten Gesichter von Mama, Papa und Marcel schon jetzt vor sich...

Sie beschließt, ihren Bikini anzuziehen und sich faul in die Sonne zu legen, mit einem Buch. Mutter und Vater kommen bestimmt vorläufig nicht aus den Federn, das haben sie ihr gestern abend noch ausdrücklich gesagt. «Und denk daran, wir wollen ausschlafen!»

Selber schuld, denkt Mieke und nimmt das neue Buch aus der Bücherei von ihrem Arbeitstisch. Endlich Ferien! Keine Klassenarbeiten mehr, und Marcel und sie sind trotz allem mit einem ziemlich guten Zeugnis versetzt worden.

Von ihr aus können Mutter und Vater den ganzen Tag im Bett bleiben. Hauptsache, sie erscheinen zum Grillfest heute abend! Charlie liegt schon wieder auf dem Rücken, Bauch und Pfötchen bettelnd in die Sonne gestreckt. Mieke legt sich zu ihm, und gemeinsam knurren sie tief vor Wonne.

So etwas passiert doch nur anderen Familien

Der Abend bringt nicht die erhoffte Abkühlung. Mieke hat den ganzen Tag im Garten verbracht, mal in der Sonne und mal im Schatten. So, und mit einem kalten Guß aus dem Gartenschlauch hin und wieder, ließ es sich aushalten. Ihr dickes Buch hat sie ganz ausgelesen. Nun wartet sie gespannt, daß Marcel nach Hause kommt. Vater bereitet schon den Grill mit der Holzkohle vor. Der Schweiß läuft ihm den Rücken hinunter. «Was für eine Schnapsidee, bei einer solchen Hitze zu grillen», seufzt er immerzu.
Aber Mieke weiß, daß er leidenschaftlich gern grillt und das gegrillte Fleisch dann voller Stolz von Mutter, Marcel und ihr begutachten läßt.
Da hört sie das Garagentor. Marcel.
Er erscheint auf der Terrasse, die Haare durcheinander, das braungebrannte Gesicht verschmiert, der Körper voller Mückenstiche.
«Und, wie war's?» fragt Vater, der sich immer noch an der Holzkohle zu schaffen macht.
«Herrlich, mit einem Wort herrlich! Das Wasser war schön kühl, und wir hatten einen prima Picknickplatz unter den Bäumen. Was für ein Tag! Aber jetzt breche ich zusammen vor Hunger. Das macht wohl die gute Waldluft. Hallo, Miekie-Maus. Und wie war's bei euch? Ordentlich gefaulenzt? Hast du diese Soßen hier zubereitet?»

Marcel plaudert fröhlich, während Mieke mit angezogenen Beinen im Liegestuhl zuhört und den Augenblick genießt. Vater legt jetzt Würstchen und Koteletts auf den Rost. Mutter bringt gerade einen Korb mit warmem Stangenbrot in den Garten. Der Tisch ist festlich gedeckt, mit Blumen, einer hübschen Tischdecke und dem Silberbesteck für «besondere Anlässe».

Heute gibt es einen besonderen Anlaß: Vater hat gerade erzählt, daß er von Dienstag an für drei Wochen Urlaub nehmen kann. Mieke seufzt tief und zufrieden auf.

«Ich mache noch schnell den Salat fertig», sagt Mutter, «dann setze ich mich zu euch.»

«In wenigen Minuten ist das Fleisch gar», verkündet Vater, mit der Nase fast in der Holzkohlenglut.

«Er grillt wissenschaftlich.» Marcel grinst und muß dann doch laut lachen. Er erzählt weiter von seinem Ausflug und setzt sich dabei schon an den gedeckten Tisch.

«Und dann erst diese Leute ein Stückchen von uns entfernt, Mieke... Du hättest dich kaputtgelacht. Der Vater hatte einen unheimlich fetten Bauch, und seine Badehose sah eher aus wie ein Wohnzelt...»

Er hält inne, sieht Mieke, die an seinen Lippen hängt, dabei für einen Moment an. Dann wandern seine Augen zu Vater am Grill, danach zu Mutter, die gerade mit der Salatschüssel in der Hand aus der Küche kommt.

«Das ist ja merkwürdig...» sagt er leise. Dann fällt er mit einem Ruck nach vorn, mit dem Gesicht nach unten auf den Tisch.

Für eine Sekunde ist es totenstill.

«Und was machte der Mann mit dem riesigen Schwimmwohnzelt, Marcel?» fragt Mieke.

Marcel rührt sich nicht. Vater sieht ihn an, stößt mit der

Fleischgabel in die Luft und sagt: «Nun sag schon endlich, Junge, was mit ihm los war. Wir sind so gespannt!»
Marcel bewegt sich immer noch nicht.
Mutter stellt die Salatschüssel auf dem Tisch ab. «Das ist nun wieder typisch Marcel», meint sie, «erst versetzt er alle in Spannung, und dann spielt er den Clown.»
Plötzlich spürt Mieke, daß irgend etwas nicht stimmt. Ihr Magen zieht sich krampfartig zusammen.
«Marcel», fragt sie vorsichtig und zieht ihn am T-Shirt. Er reagiert nicht.
Es ist, als würde die Zeit stillstehen, als bewegten sich die Menschen, die Blätter an den Bäumen, die Blumen und Pflanzen nicht mehr, als hätten die Vögel zu singen aufgehört.
«Ich glaube, es ist was mit Marcel», sagt Mieke beklommen.
Mutter jagt um den Tisch herum, Vater ist schon bei Marcel. Sie ziehen ihn hoch. Sein Gesicht ist verzerrt und sehr weiß.
Vater legt ihn sofort auf den Boden, öffnet Marcels Gürtel. «Schnell, Mieke, hol ein Kissen und eine Decke», sagt er mit einer Stimme, die Mieke vorher noch nie gehört hat. «Massier ihm das Herz», sagt die gleiche Stimme zu Mutter, «ich rufe den Notarzt.»
Mieke weiß später nicht mehr, wo sie Decke und Kissen hergeholt hat. Als sie wieder im Garten ist, sieht sie, wie Mutter ruckartig Marcels Brust massiert, wie sie ihn von Mund zu Mund beatmet.
Vater steht im Wohnzimmer und telefoniert.
Miekes Herz hämmert laut in ihrer Brust. «Marcel, stirb nicht! Marcel, stirb nicht!» wiederholt sie innerlich wieder und wieder. «Marcel – bitte – Marcel – bitte!» Ihr Blut

rauscht, ihr Herzschlag dröhnt, donnert. Dieses Pochen hat sie früher noch nie so gespürt.
«Ich kann nicht mehr», weint die Mutter.
Da ist Vater schon wieder. «Der Arzt kommt gleich», hört Mieke die fremde Stimme sagen. Sie steht da, mit großen Augen, mit zitternden Knien.
So etwas passiert doch nur anderen Familien, nicht uns, denkt Mieke in Panik. Marcel ist sicher nur müde, hat sich beim Schwimmen überanstrengt. Er ist nur bewußtlos. Gleich kommt er wieder zu sich, schlägt die Augen auf, zieht an ihrem Pferdeschwanz und nennt sie Miekie-Maus. Mieke kann sich nicht mehr bewegen. Sie merkt, daß Charlie sich an sie schmiegt und leise fiept. Sie hört in der Ferne ein Martinshorn. Das Geräusch wird lauter, bis es vor ihrem Haus aufhört. Vater rennt zur Tür, Mutter kniet neben Marcel, streichelt sein schneeweißes Gesicht, hält seine rechte Hand.
Plötzlich sind wieder viele Geräusche um sie herum.
Eine sachliche Stimme, die Befehle gibt.
Das Scharren von Füßen auf den Fliesen.
Mieke sieht Männer in weißen Kitteln, die verschiedene Apparate in Marcels Nähe abstellen.
Der Arzt arbeitet keuchend, gibt Sauerstoff und massiert Marcels Herz.
Mieke hat das Gefühl, als geschähe alles ohne sie, als gehörte sie gar nicht dazu.
Leise setzt sie sich in einen Liegestuhl. Charlie klettert zu ihr auf den Schoß. Sie halten sich aneinander fest. Der Hund und sie.

Kannst du mir von Marcel erzählen?

Sie weiß kaum, wie lange sie dort so sitzt.
Sie merkt kaum, daß Marcel auf eine Trage gelegt und weggebracht wird und auch Vater plötzlich nicht mehr da ist.
«Mieke», sagt Mutter und streichelt ihre Haare, «Marcel wird ins Krankenhaus gebracht. Dort können sie ihm besser helfen als hier. Ich bleibe bei dir.» Mehr sagt sie nicht.
Sie setzt sich Mieke gegenüber, die Tränen rollen ihr über das Gesicht. Sie schaut auf die Erde, dann zu den Blumen und Pflanzen hinüber, dann sieht sie wieder Mieke an.
«O Gott!» ruft sie mit einemmal. «Riechst du denn nichts?»
Sie springt auf, läuft zum Grill, auf dem nur noch verkohlte Fleischreste schmoren. Aus der Garage holt sie Zeitungspapier und fängt mechanisch an, die Fleischreste einzupacken.
Mieke sitzt immer noch so da wie vorher, Charlie auf dem Schoß, wie versteinert.
«Mama... was ist mit Marcel passiert?» bringt sie endlich heraus und muß sofort furchtbar weinen.
Mutter läßt ihre Arbeit liegen, zieht Mieke aus dem Liegestuhl, umarmt sie und wiegt sie wie ein kleines Kind hin und her. «Wir wissen es nicht, Mieke. Wir müssen abwarten. Papa ruft an, sobald die Ärzte mehr sagen können. Niemand begreift es. Auch der Arzt nicht.»
«Marcel», sagt Mieke immer wieder leise vor sich hin, «werde schnell wieder gesund, Marcel, werde schnell wieder gesund.

Gib nicht auf, Marcel!» Ihr Herz fängt erneut zu hämmern an. Sie geht mit Mutter ins Wohnzimmer. Zusammen setzen sie sich auf die Couch, neben das Telefon, und halten sich an den Händen fest. Beide weinen kaum hörbar.
Als das Telefon läutet, fahren sie ruckartig hoch. Mutter reißt den Hörer vom Apparat, läßt ihn fast aus der Hand fallen.
«Hier van Leeuw», sagt sie mit zitternder Stimme.
«Papa hier», hört Mieke die fremde Stimme von vorhin wieder.
«Bitte, sag's schnell», schreit Mutter.
«Marcel... Marcel lebt nicht mehr. Man hat alles für ihn getan. Ich...» Mieke hört, daß Vater aufschluchzt. Langsam legt Mutter den Hörer nieder. Es ist sehr still im Wohnzimmer. Mutter läßt sich zurück auf die Couch fallen, schließt die Augen und legt den Kopf nach hinten.
«Marcel», sagt sie nur. Mehr nicht.
Mieke sieht, wie blaß Mutter wird. Sie selbst ist wie gelähmt vor Entsetzen. Marcel ist tot, Marcel ist tot, hämmert es in ihrem Kopf. Sie setzt sich wieder zu Mutter, bringt aber kein Wort über die Lippen. Sie kann Mama nicht trösten, sie kann noch nicht einmal sprechen. Ihr ganzer Körper schmerzt. Alles in ihr schreit. Und danach fühlt sie sich wie betäubt.

Eine Tür klappt, und fast im gleichen Moment steht Vater im Wohnzimmer. Er sieht Mutter, dann Mieke an. Er umarmt Mutter und streicht mit beiden Händen über ihren Rücken.
«Mieke», sagt er mit belegter Stimme.
Mieke schmiegt sich an die Eltern.
Sie stehen zu dritt mitten im Wohnzimmer.
Sie hören in der Stille ihren eigenen Atem.
Sie spüren ihren Herzschlag.

Vater ist merkwürdig ruhig, als er zum Telefon geht und eine Nummer wählt.
«Guten Abend, Mutter. Gut, daß du zu Hause bist. Ich wollte gleich zu dir kommen. Ich muß dir etwas sagen. Bis nachher.»
Gefaßt wendet er sich zu Mieke und Mutter: «Möchte eine von euch mitkommen?»
Plötzlich spürt Mieke, wie sie aus ihrer Betäubung aufwacht.
«Mit zu Oma? Du bist nicht ganz dicht!» schreit sie und rennt die Treppe hoch, schmeißt ihre Zimmertür mit einem heftigen Knall hinter sich zu. Laut schluchzend fällt sie auf ihr Bett. Sie hört Vater fortgehen. Sie hört unten mehrere Male das Telefon läuten. Sie hört Mama abwechselnd sprechen und weinen.
Die Türklingel läutet. Menschen kommen und gehen.
Es interessiert Mieke nicht.
Es ist ihr gleichgültig, dieses Gemurmel in der Diele, diese Schritte im unteren Stock. Sie liegt auf dem Rücken, die Hände unter dem Kopf verschränkt, und starrt mit weit geöffneten Augen an die Zimmerdecke. Sie will an Marcel denken, an alles, was er heute noch zu ihr gesagt hat.
Unruhig schläft sie ein.
Es ist schon dunkel, als es an ihre Tür klopft.
«Mieke?»
Sie antwortet nicht. Die Stimme klingt weit entfernt.
«Mieke?» fragt die freundliche Stimme wieder. Jetzt erkennt sie die Stimme, will erfreut aufspringen und die Tür öffnen. Doch dann ist sie schlagartig hellwach und wieder wie gelähmt vor Entsetzen. Sie weiß wieder, was geschehen ist. Marcel... Und Opa ist sofort gekommen, aus dem fernen Leeuwarden.

Da überlegt sie nicht länger. Sie reißt die Tür auf und fällt weinend in Großvaters Arme.
«Aber Kindchen», sagt er leise, «mein Kindchen...» Er setzt sich mit Mieke auf die Bettkante, streichelt ihre feuchten Haare und fängt an, sie wie ein Baby auszuziehen. Er streift ihr das lange T-Shirt über, das noch von heute morgen auf dem Fußboden liegt.
Später bringt Großvater ihr ein Tablett mit einem großen Becher Schokomilch und einer Scheibe Toast mit Erdnußbutter, mit *ihrer* Erdnußbutter, denkt Mieke, Marcels und ihrer. Schon wieder muß Mieke weinen. Großvater läßt sie; er füttert sie, deckt sie zu und setzt sich auf einen Stuhl neben ihrem Bett.
«Opa?» fragt Mieke.
«Ja, mein Kindchen?»
«Kannst du mir von Marcel erzählen, als ich noch nicht da war?»
«Sicher kann ich das», antwortet Großvater und fängt bedächtig an, von Marcel zu sprechen.
Mieke hört entspannt zu. Ihr Körper wird ruhig und schwer.
Erschöpft schläft sie ein. Großvater bleibt noch eine Weile sitzen und erzählt leise weiter, mit Miekes rechter Hand in seiner linken.

Vielleicht hat der Arzt sich geirrt?

Mieke wacht auf. Still ist es, im ganzen Haus. Auf ihrem Wecker sieht sie, daß es erst zehn vor sechs ist.
Mit einem Ruck kommt sie hoch. Und sofort fällt ihr alles wieder ein. Marcel, ihr Bruder... Gestern abend, der Arzt, der Krankenwagen. Papa, der anruft, daß Marcel nicht mehr lebt... Mieke legt sich wieder hin. Sie kann nicht aufstehen. Sie möchte noch nicht einmal wissen, was mit Mama und Papa ist. Seit gestern kann sie es nicht ertragen, noch mehr Schmerz zu sehen, noch mehr Kummer mitzuerleben. Deshalb ist sie auch davongelaufen, hat sich in ihrem Zimmer verkrochen. Mama und Papa haben sie zum Glück in Ruhe gelassen. Aber Opa, Opa war plötzlich da. Um wieviel Uhr war das? Er hat mit ihr gesprochen und von Marcel erzählt, als er noch klein war. Sie zieht sich die Decke über den Kopf, sie muß weinen.
Sie versucht, leise zu sein, sie möchte nicht, daß irgendwer aufwacht. Ich will nur an schöne Dinge denken, wiederholt sie mehrmals. Ich will vergessen, wie Marcel auf der Terrasse gelegen hat, wie der Arzt sein Herz massiert hat. «Ich will nichts mehr davon wissen!» schreit Mieke plötzlich auf.
Ihre Zimmertür öffnet sich. Dann sitzt Großvater wieder an ihrem Bett, streichelt ihre Stirn. «Mieke, mein Kindchen», sagt er, «aber Mieke.»
Sie kann nicht aufhören zu weinen. Großvater sagt eine ganze

Weile nichts. Dann fragt er: «Möchtest du mir von Marcel erzählen? Ich hab heute nacht von ihm gesprochen, vielleicht möchtest du...?» Er beendet seinen Satz nicht, sieht Mieke an, die noch schluckt.

Stockend fängt sie an, doch dann sprudelt es aus ihr heraus. Von dem Abendspaziergang mit Marcel, von ihrer Eifersucht auf Jolie. Und daß Marcel nun endlich wieder ein bißchen Zeit für sie hatte. Von ihrem gemeinsamen Frühstück gestern morgen in aller Frühe erzählt sie. Und daß Marcel sich noch einmal umdrehte und ihr zuwinkte.

«Opa», sagt Mieke unvermittelt, «vielleicht hat der Arzt sich geirrt? Vielleicht ist Marcel einfach nur bewußtlos, für einen Tag oder so. Vielleicht wacht er heute auf und darf bald wieder nach Hause. Was meinst du, Opa, meinst du nicht auch, daß es so etwas gibt? Manchmal irren die Ärzte sich doch, Opa, und dann... Kannst du nicht einfach in der Klinik anrufen, Opa, ob Marcel nur schläft? Bitte, Opa!» Mieke sitzt aufrecht im Bett, ihr ganzer Körper ist angespannt. Hoffnungsvoll sieht sie Großvater an und drückt heftig seine Hand.

«Kindchen», sagt Großvater, und seine Stimme klingt anders als sonst, ganz anders. Mieke traut sich kaum, ihn anzusehen.

«Mieke», fängt er noch einmal an, «Marcel ist gestern gestorben. Wahrscheinlich sogar noch hier auf der Terrasse. Marcel ist nicht bewußtlos, und er schläft auch nicht. Es sieht nur so aus, als würde er schlafen. Ich war heute nacht noch bei ihm. Er sieht sehr friedlich aus. Die Todesursache ist noch unklar. Vielleicht ist es das Herz gewesen. Ich habe mit dem Arzt gesprochen. Denn für uns alle, Mama, Papa, Oma, dich, mich und alle, die Marcel kannten, ist es unbegreiflich.»

Mieke kriecht in Großvaters Arme.

«Marcel war nie krank», fährt er fort. «Er trieb viel Sport.

Der Arzt sagte, daß sie in der Klinik vor einem Rätsel stehen. Es wird eine Untersuchung geben, die länger dauern kann. Wir müssen Geduld haben, Mieke. Sie haben Gewebeproben aus Marcels Herz entnommen. Eigentlich wollte ich dir das alles noch gar nicht so schnell erzählen. Aber es ist schon gut so, daß wir zusammen darüber sprechen. Mieke, versprich mir, wenn da irgend etwas ist, worüber du reden willst, daß du es mir sagst.»
Verstört legt Mieke sich hin. Es stimmt also. Es stimmt, daß Marcel nie wieder aufwacht, mit ihr herumtobt, sie am Pferdeschwanz zieht, mit ihr...
Sie sagt nichts. Sie möchte nur, daß Großvater jetzt bei ihr bleibt und sie festhält.
«Ich bin bei dir», sagt Großvater leise. «Weißt du, Mieke, daß du eigentlich schon ein bißchen Abschied von Marcel genommen hast? Es war ein fröhlicher Abschied. Du hast Frieden mit ihm geschlossen, bei eurem Abendspaziergang. Ihr habt euch wieder verstanden. Gestern morgen habt ihr zusammen gefrühstückt, nur ihr beide, ganz für euch allein. Und nach dem, was du erzählt hast, glaube ich, daß der Sonntag wunderschön für dich und ihn angefangen hat.»
Mieke nickt. «Aber gestern abend...» stottert sie.
«Wenn du Marcel nicht so in Erinnerung behalten möchtest, wie er hier auf der Terrasse gelegen hat, dann kannst du noch einmal zu ihm gehen, in die Klinik. Wenn du möchtest, gehen Mama, Papa, Oma oder ich mit dir hin. Du brauchst es uns nur zu sagen, Mieke. Ich denke, daß es dir guttut. Aber du mußt das selbst entscheiden, Kindchen.»
Großvater hat wieder seine Arme fest um sie gelegt, und Mieke lehnt sich ruhig an seine Brust.
Sie hat noch nie jemanden gesehen, der tot ist.
«Ich möchte noch mal darüber nachdenken», sagt sie.

Tschüs, Marcel!

Zusammen mit Großvater fährt sie mit dem Bus in die Stadt, zum Krankenhaus. Mutter und Vater hat sie beim Frühstück gesehen. Still, blaß und mit geröteten Augen versuchten sie, eine Tasse Kaffee zu trinken und eine Scheibe Brot zu essen. Dabei wurde kaum ein Wort geredet. Mieke bekam es noch mehr mit der Angst zu tun.

Sie war froh, als sie Großvater sagen konnte, daß sie mit ihm zu Marcel fahren wollte. Großvater hat nur genickt. Sie haben sich so schnell wie möglich auf den Weg gemacht.

Mit klopfendem Herzen sitzt Mieke jetzt neben ihm. Sie hofft, daß der Bus nie ankommt, daß sie immer weiterfahren, ohne Ziel, ohne Endstation. Daß nur Großvater und sie zum Schluß im Bus sitzen.

«Mieke», sagt Großvater leise, «wir sind da.»

Er steht auf und nimmt ihre Hand, hilft ihr die Stufen hinunter.

Am Eingang zum Krankenhaus steht eine große Informationstafel.

«Wo ist Marcel?» fragt Mieke.

«In der Kapelle», antwortet Großvater. «Ich weiß, wo das ist.»

Hand in Hand gehen sie durch endlose Gänge, an zahllosen Türen vorbei. Dann öffnet Großvater eine Glastür, und sie stehen wieder draußen, in einem Garten. Hier blühen viele

Rosen, und es ist sehr still. Keine hastenden Menschen, keine lauten Stimmen wie vorhin in den vielen Fluren.
«Schau mal, ein kleiner Teich», ruft Mieke. Großvater und sie halten an. Ein Springbrunnen versprüht Wassertropfen über die Rosen und den Rasen neben dem Wasserbecken. Weiße Bänke laden zum Verweilen ein. Mieke entdeckt die Statue einer Frau. Sie folgt Großvater über den Pfad bis zu einem Gebäude mit einer Tür aus Bronze. Ein Kreuz, Mieke sieht ein Kreuz auf dieser Tür. Dort muß Marcel sein, sie spürt es.
Großvater öffnet die Tür. Eine Schwester steht von ihrem Stuhl auf, legt das Buch, in dem sie gelesen hat, auf den Tisch neben einen Krug mit bunten Sommerblumen. Es sind die gleichen Blumen wie zu Hause im Garten: Rittersporn, Margeriten und Phlox.
«Dies ist Mieke, Marcels Schwester», sagt Großvater.
«Du möchtest wohl von deinem Bruder Abschied nehmen», sagt die Schwester zu Mieke. Behutsam legt sie eine Hand auf Miekes Arm. «Möchtest du allein sein, oder soll dein Großvater dich begleiten?»
«Opa soll mitkommen», stottert Mieke aufgeregt.
Eine Tür wird geöffnet.
Da ist Marcel. Er liegt inmitten vieler Blumen. Er hat seine Lieblingshose und sein schönstes Hemd an. Die Hände sind gefaltet, zwischen den Fingern hält er weiße Rosen.
Er sieht aus, als ob er ein bißchen lachte. Ja, fast fröhlich sieht Marcel aus. Seine dicken Locken sind ihm aus dem Gesicht gekämmt. Mieke schaut seine hohe Stirn an. Schön findet sie Marcel, so still und zufrieden.
Neben seinem Sarg brennen Kerzen, und Mieke bleibt eine Weile am Fußende stehen. Immer wieder muß sie Marcels Gesicht anschauen, wie er lächelt. Ja, das ist der Marcel, den

sie gekannt hat, und nicht der Marcel von gestern abend auf der Terrasse. Sie ist fast froh, daß sie ihn noch einmal sehen kann, und muß tief seufzen. Plötzlich löst sich ihre ganze Anspannung. Sie muß wieder weinen, und Opa legt seinen Arm um sie.

Vorsichtig tastet sich Miekes Hand an Marcels heran. Nur ganz kurz faßt sie ihn an, nur noch einmal möchte sie ihn berühren. Weich fühlt sich seine Haut an und ein wenig kühl. Sie findet es nicht schlimm. «Tschüs, Marcel», sagt sie mit sanfter Stimme, «du warst ein lieber Bruder.»

Sie hat Blumen aus dem Garten mitgebracht. Ein kleines Sträußchen. Das legt sie zu den weißen Rosen in Marcels Händen.

«Tschüs, Marcel», sagt sie noch einmal.

Draußen in dem kleinen Garten setzen Großvater und Mieke sich auf eine Bank. «Ich bin froh, daß ich Marcel noch mal sehen konnte und ihn auch berührt habe, Opa», sagt Mieke und braucht schon wieder eins seiner Taschentücher.

«Vielleicht hast du recht», fährt sie nach einer Weile fort, «daß ich auch ein bißchen Glück hatte. Weil Marcel und ich uns vorher nicht gestritten haben, weil er eigentlich auch bis zum Schluß lustig war, bevor er plötzlich nach vorne fiel, auf den Tisch. Ich denke, daß Marcel auch möchte, daß wir so an ihn denken sollen. Was meinst du, Opa?»

Großvater kann nur nicken. Schweigend blicken sie auf den Regenbogen im Wasserschleier des Springbrunnens. Sie bleiben lange auf der Bank sitzen, ganz lange, eng aneinander gelehnt. Ab und zu sagt Großvater etwas, dann Mieke.

«Was hältst du davon, wenn wir beide jetzt eine Kleinigkeit essen gehen?» fragt Großvater, als sie wieder durch den geräuschvollen langen Flur laufen, an Besuchern und Pflegepersonal vorbei.

Mieke hört nur Großvaters Stimme.
Sie denkt an Marcel, der fast fröhlich aussah zwischen all den Blumen, als würde er im Schlaf lächeln.

Ich weiß, was Marcel gefällt

«Opa», sagt Mieke, als sie im China-Restaurant Nasi-Goreng essen, «Opa, ich hab eigentlich noch gar nicht richtig mit Mama und Papa geredet. Die kommen mir so weit weg vor. Ich trau mich gar nicht, sie anzusprechen. Heute morgen waren sie so still. Meinst du, daß sie Zeit für mich haben? Ich meine, meinst du, daß ich ihnen helfen kann?»
«Gut, Mieke, daß du selber davon anfängst. Mama und Papa werden sich ganz bestimmt freuen, wenn du ihnen helfen willst. Du hast es im Moment zwar selbst nicht leicht, aber versuch, deinen Eltern zuzuhören, wenn sie reden möchten. Versuch, dich nicht zu sehr abzukapseln. Wenn die ersten Tage und der damit verbundene Trubel vorbei sind, fahre ich zurück nach Friesland. Es ist besser, wenn ihr dann für euch seid. Ihr habt noch viel miteinander zu besprechen. Und wenn du nicht mehr weiter weißt, Mieke, dann geh zu Oma, oder du schreibst mir oder rufst mich an, abgemacht?»
Mieke sitzt mit ernstem Gesicht über ihren Teller gebeugt. Sie will versuchen, ihre Gedanken zu ordnen. Seit gestern abend ist so viel passiert, sie hat kaum Zeit gehabt, zur Ruhe zu kommen. Sie bekommt Angst, wenn sie an nachher, an morgen und an übermorgen denkt.
«Ich hab mir überlegt, daß wir nach dem Essen beim Pfarrer vorbeischauen», sagt Großvater nach einer kurzen Pause. «Dann können wir mit ihm die Beerdigung besprechen.

Wenn du dabei bist, kannst du uns einen Ratschlag für die Musik in der Kirche geben.»
Mieke erschrickt. Die Beerdigung, diese Feierlichkeit, die ist noch so weit weg. Daran will sie eigentlich noch gar nicht denken. Sie fürchtet sich schrecklich davor. Erst ein einziges Mal in ihrem Leben war sie auf einer Beerdigung. Diese weinenden Menschen in schwarzer Trauerkleidung, ihre traurigen Gesichter hat sie niemals vergessen können...
Im Pfarrhaus ist es dunkel und still. Der Pfarrer nimmt Opa und Mieke mit in sein Arbeitszimmer. Mieke sieht überall Heiligenstatuen stehen. Alle Wände sind mit Bücherregalen bedeckt. Auf dem Tisch liegen religiöse Zeitschriften. Sie fühlt sich erst etwas wohler, als die Haushälterin ihnen eine Tasse Tee mit Keksen bringt.
«Wie hat sich die Familie die Trauerfeier denn vorgestellt?» fragt der Pfarrer.
«Wir möchten sie so schlicht wie möglich halten», fängt Opa an.
«Mir scheint es am besten, wenn ich ein paar unserer Chormitglieder bitte, zwischen den Gebeten Gregorianische Lieder zu singen», unterbricht ihn der Pfarrer.
Mieke ist entsetzt. Sind das nicht diese Lieder, die immer am Sonntag während des Hochamtes gesungen werden? Sie sieht Großvater von der Seite an.
«Meinen Sie nicht, daß diese Lieder für einen so jungen Menschen wie Marcel ein wenig eintönig und allzu traurig sind?»
Mieke setzt sich aufrecht hin und sagt entschlossen: «Ich weiß, was Marcel gefällt. Er liebt Elton John über alles. Er hat ganz viele Schallplatten von ihm. Können wir *diese* Musik nicht für Marcel spielen? Es ist doch *seine* Beerdigung. Herr Pfarrer, wenn Sie die Lieder meinen, die sonntags im Hoch-

amt gesungen werden, die finden Marcel und ich schrecklich. Wir sind dabei immer fast eingeschlafen.»

Der Pfarrer fühlt sich sichtlich in seiner Ehre gekränkt. Dieses kleine Ding dort mag zwar Marcels Schwester sein, aber das geht doch entschieden zu weit, scheint er zu denken.

«Die Kirche hat gewisse Vorstellungen von der Würde eines Trauergottesdienstes», sagt er mit säuerlicher Miene.

«Ich werde die Sache mit meinen Kindern besprechen», sagt Großvater. «Sie hören noch von uns.» Er steht auf, verbeugt sich höflich und geht zur Tür; Mieke folgt ihm auf den Fersen.

«Das darf doch nicht wahr sein, Gregorianische Gesänge für Marcel», wettert er draußen auf der Straße. «Das können wir ihm nicht antun. Darüber ist das letzte Wort noch nicht gesprochen.»

Mieke hat eine Idee. Jean, Marcels bester Freund, der weiß bestimmt eine Lösung. Die alten Herren vom Chor oben auf der Orgelempore mit ihren langweiligen, traurigen Liedern, nein, das ist unmöglich.

Jean kennt Marcel schon seit vielen Jahren. Plötzlich sehnt Mieke sich danach, mit Jean über Marcel zu reden.

«Opa, ich geh mal zu Jean. Sagst du bitte Mama und Papa Bescheid?»

Marcel, darf ich mal reinkommen?

Als Jean die Tür öffnet und Mieke sieht, muß er weinen. In seinem Zimmer fängt sie an zu erzählen. Von dem, was auf der Terrasse geschehen ist, und von ihrem Besuch im Krankenhaus mit Großvater. Von ihrem Abschied von Marcel. Und daß sie schon beim Pfarrer waren, der eine altmodische Beerdigungsmesse lesen will.
«Jean, kannst du uns nicht helfen? Du weißt doch, was Marcel gut findet. Können wir diese Musik nicht auf Kassette aufnehmen und in der Kirche spielen? Vielleicht möchte auch einer von Marcels Freunden ein Gebet sprechen? Magst du sie mal fragen? Oder sind schon alle verreist?»
Mieke möchte Marcels Abschied in der Kirche mit all seinen Freunden, Bekannten und Klassenkameraden und mit Jolie feiern. Sie ist ganz sicher, daß auch Mutter und Vater es so möchten. Und es soll vor allem Marcel gefallen.
Jean verspricht ihr, sich darum zu kümmern und sie anzurufen, sobald er mehr erfahren hat. Dann können sie gemeinsam mit der Familie und dem Pfarrer alles endgültig besprechen.
Erleichtert geht Mieke nach Hause. Im Wohnzimmer sitzt Besuch. Überall stehen Blumensträuße mit kleinen Kärtchen dran. In ihrer kleinen Stadt bleibt der unerwartete Tod eines Schülers nicht lange verborgen. Onkel und Tanten laufen herum. Sie tun so, als hätten sie viel zu regeln, und nehmen

Mieke kaum wahr. Sie wissen wahrscheinlich nicht, wie sie sich ihr gegenüber verhalten sollen. Mieke merkt, daß sie verlegen angesehen wird. Keiner der Verwandten sagt ihr, wie schlimm sie es finden, daß sie, Mieke, ihren Bruder verloren hat. In ihren Augen ist sie nur ein Kind, mehr nicht. Mieke hätte gern etwas Ermutigendes gehört, ein Schulterklopfen gespürt, eine liebe Geste. Aber nichts geschieht. Sie sind wohl sehr mit sich beschäftigt, denkt Mieke bei sich. Opa, der versteht sie wenigstens, der ist ganz anders. Und Oma?

Wo ist Oma überhaupt?

«Wo ist Oma?» fragt Mieke Mutter, die in der Küche beschäftigt ist.

«Nach Hause gegangen. Ihr wurde es plötzlich zuviel. Sie wollte sich hinlegen.»

Mieke sieht, wie müde Mutter ausschaut. «Mama, wird es dir nicht auch zuviel, all diese Menschen?»

«Nein, Mieke. Das lenkt uns ab, Papa und mich. Ich habe etwas zu tun. Außerdem kann ich immer wieder erzählen, wie es passiert ist. Mir tun die vielen Menschen um mich herum gut. Du brauchst dich aber nicht zu uns zu setzen, wenn du nicht möchtest.»

«Darf ich nach oben gehen, Mama? Wenn du mich brauchst, ruf mich bitte. Ich möchte jetzt ein bißchen alleine sein.»

Mieke geht die Treppe hoch. Oben im Flur bleibt sie vor Marcels Zimmertür stehen. Ob sie hineingehen soll?

Vorsichtig drückt sie die Klinke nach unten, öffnet die Tür einen Spaltbreit.

«Marcel...» flüstert sie, «Marcel, darf ich mal reinkommen?» Sie zögert, geht langsam über die Schwelle. «Weißt du, Marcel, ich glaube, daß du noch ein bißchen hier bist. Ich möchte mich mit dir unterhalten, als ob du neben mir säßest.»

Alles liegt seit Sonntag unberührt da, die Tasche mit den Badesachen, seine Schuhe, die er irgendwo hat fallen lassen. Sein Bett ist noch aufgeschlagen, der Schlafanzug liegt zusammengeknüllt oben auf der Decke. Mieke schlägt das Herz bis zum Hals. Sie möchte bei Marcel sein, ganz nah, und das kann sie am besten in seinem Zimmer. Sie setzt sich auf sein Bett, sieht sich ruhig und aufmerksam um. Jeder Gegenstand ist eine Geschichte über Marcel.
Sie betrachtet seine Bücher, seine Schallplatten und Kassetten, seine Steinsammlung, die Poster von Elton John an der Wand, den Tennis- und den Hockeyschläger. Auf seinem Schreibtisch liegt der Schülerkalender. Darf sie sich den ansehen? Sie weiß gar nicht, ob Marcel Tagebuch geführt hat. Nein, sie möchte seine persönlichen Sachen liegenlassen.
Mutter und Vater haben auch noch nichts angerührt.
Sie steht auf, sieht sich noch einmal um und nimmt dann ein T-Shirt von Marcel von einem Stuhl und geht in ihr eigenes Zimmer.
Sie kriecht unter die Decke, sein T-Shirt fest an sich gedrückt.

Song for Guy

Mutter und Vater sind schon für die Beerdigung angezogen, als Mieke frühmorgens aus ihrem Zimmer kommt. Es ist immer noch sehr warm.
«So fand Marcel mich schön», sagt Mutter. «Er hat es mir vorige Woche noch gesagt, als Papa und ich zu einer Fete gingen.»
Sie trägt ein Sommerkleid aus weißem Stoff mit dunkelblauen Blümchen drauf. Ihr kastanienbraunes Haar hat sie hochgesteckt und sogar mit einer Margerite geschmückt. Auch Vater trägt helle Sommerkleidung, ein gestreiftes Hemd und ein Sportjackett.
Beide halten sich tapfer. Sie versuchen, sich in Miekes Gegenwart nicht anmerken zu lassen, wie traurig sie sind.
Unentschlossen steht Mieke unten an der Treppe, noch im Nachthemd. Dann rennt sie plötzlich nach oben. Sie weiß, was sie anziehen will. Das, was sie bei ihrem letzten gemeinsamen Abendspaziergang anhatte. Danach bürstet sie ihren Pferdeschwanz und geht nach unten. Großvater wartet schon auf sie. Er trägt einen grauen Anzug. «Der ist eigentlich für die Sonn- und Feiertage gedacht», murmelt er. «Aber heute scheint ja die Sonne, und wir wollen feierlich an Marcel denken.»
Großmutter möchte allein zur Kirche kommen, hat sie gestern am Telefon gesagt. Mieke hat sie seit Montag, als sie ganz kurz hereinschaute, nicht mehr gesehen.
Heute ist Donnerstag. Auch Mieke hat sich bis jetzt tapfer

gehalten. Gemeinsam mit Jean und Jolie hat sie die Musik für die Feier heute ausgewählt. Mit einigen von Marcels Freunden und mit Großvater ist sie zum Pfarrer gegangen. «Wir wissen, was Marcel mag», haben sie ihm in aller Ruhe erklärt. «Wir haben uns mal über den Tod unterhalten. Und wissen Sie, was Marcel damals sagte? ‹Wenn ich mal sterben muß, dann soll es auf meiner Beerdigung fröhlich zugehen. Bloß kein Gejammer, niemand braucht den Trauerkloß zu spielen!›» Der Pfarrer hat es eingesehen. Nach einem längeren Gespräch sind sie sich einig geworden.
Als Mutter, Vater, Großvater und Mieke in die Kirche hineingehen, spielt sanfte Musik von Elton John im Hintergrund, ‹Song for Guy›. Der Sarg steht vor dem Altar, mit Blumen überladen. Links und rechts brennen Kerzen. Mieke kann Marcel jetzt nicht mehr anschauen, aber sie spürt wieder, daß er ihr sehr nahe ist, so wie neulich in seinem Zimmer. Still setzen sich Mutter und Vater auf die Kirchenbank. Großvater kniet neben Mieke. Als sie sich umschaut, entdeckt sie Großmutter. Ihr kommt vor, als wäre sie kleiner geworden. Zusammengesunken, den Kopf nach unten gebeugt und mit rundem Rücken sitzt Großmutter am Ende der Bank.
Oma, dies ist doch nicht ihre lustige Oma, denkt Mieke. Sie erinnert sich wieder an den letzten Besuch bei ihr, zusammen mit Jolie und Marcel, als sie Eis holen sollte, «weil Oma ein Hühnchen mit Marcel zu rupfen hatte». Ihre Oma, die Marcels zweite Mutter war. Seit Montag ist sie zu Hause geblieben. Es tut Mieke weh zu sehen, daß Oma so traurig ist. Auf Marcels Sarg liegt ein wunderschönes Blumengesteck aus weißen und gelben Rosen. ‹Tschüs, lieber Marcel. Oma›, steht auf der Schleife. Sie schmiegt sich an Großvater, der ihr sofort sein Taschentuch gibt und ihre Hand streichelt.
Von der Trauerfeier bekommt Mieke kaum etwas mit. Erst als

Jean vor dem Altar steht und im Namen aller Freunde über Marcel spricht, da schreckt sie hoch. Sie will aufstehen und rauslaufen.

Großvater hält sie sanft zurück. «Nur noch einen Moment, Mieke», flüstert er. «Gleich ist alles überstanden.»

Mieke sieht wieder Großmutters gebeugten Rücken. Dann merkt sie, daß die Menschen aufstehen. Marcels Freunde tragen den Sarg aus der Kirche. Mutter und Vater gehen Hand in Hand hinterher, Großmutter, Großvater und sie folgen. Sie klammert sich an Großvater fest.

Plötzlich sind sie auf dem Friedhof. Der Sarg steht vor einem kleinen Hügel, der mit einem Holzkreuz geschmückt ist. Rundherum liegen Blumen. Mieke legt ihren Strauß neben Großmutters Rosen.

Großmutter steht weit entfernt von allen Menschen, ganz allein, als möchte sie es so.

Zu Hause ist die ganze Familie versammelt. Dann sind noch Nachbarn, Freunde und auch Jolie gekommen. Sie stehen und sitzen überall, im Garten, in der Küche, im Wohnzimmer. Sie trinken Kaffee und essen belegte Brötchen. Hier und dort wird verhalten gesprochen.

Mieke wird schwindlig. Langsam geht sie die Treppe hoch, in ihr Zimmer. Sie drückt Marcels T-Shirt mit beiden Händen an sich.

«Hilf mir, Marcel», sagt sie.

Kinder dürfen doch auch traurig sein

Großvater ist wieder nach Hause gefahren, nach Friesland. Vorher hat er sich noch einmal lange und ausführlich mit Mieke unterhalten, und Mieke hat versprochen, Mama und Papa eine Stütze zu sein, auch wenn es sie viel Mühe kostet.
«Weißt du was, Opa», sagt sie, als sie sich auf dem Bahnsteig von ihm verabschiedet, «ich denke, daß sie mich beide brauchen. Ich werde mein Bestes tun.»
«Aber vergiß dich selbst nicht, Kindchen», meint er, während er sie fest in den Armen hält. «Versprich mir, daß du auch an dich denkst!»
Es ist sehr still geworden in ihrem Haus.
Der Trubel der Beerdigung ist vorbei. Vater ist wieder in sein Büro gegangen, er hat den Urlaub verschoben. Er und Mutter sind sehr schweigsam.
Mieke hilft den Eltern, das heißt, sie versucht es. Sie ist freundlich und lieb. Sie faßt im Haushalt mit an, sie bemüht sich, mit ihnen zu reden, aber ihr kommt vor, als möchten sie das gar nicht.
Mutter sitzt fast den ganzen Tag lustlos und geistesabwesend auf der Couch im Wohnzimmer. Manchmal führt sie ein Telefongespräch. Beim Essen wird nur das Notwendigste gesprochen. Mieke zuckt zusammen, wenn sie merkt, wie Mutter und Vater alles, was Marcel betrifft, bewußt aussparen. Sie benehmen sich höflich und kühl. Mieke kann es kaum glau-

ben. Wie lange halten sie dieses Umeinanderherumschleichen noch durch?
Marcels Zimmer ist immer noch so wie an jenem Sonntag. Ab und zu geht Mieke heimlich hinein, unterhält sich mit ihm. Sie setzt sich auf sein Bett und erzählt ihm, was sie eigentlich Mutter und Vater sagen möchte.
Sie hat einen Brief an die Eltern geschrieben. Der Umschlag liegt zugeklebt im rechten Fach ihres Schreibtischs. *Für Mama und Papa* steht in Druckbuchstaben darauf.
Liebe Mama und Papa, hat sie neulich abend geschrieben. *Ich habe mich noch nie so allein gefühlt. Könnt Ihr das nicht verstehen? Oder seid Ihr so mit Euch beschäftigt, daß für mich kein Platz mehr ist? Ich versuche Euren Kummer zu begreifen, aber vielleicht könnten wir uns mal ehrlich aussprechen? Für mich ist es doch genauso schwer wie für Euch. Und Kinder dürfen doch auch traurig sein? Warum kann ich das denn nicht bei Euch?*
Eure Mieke.
Bis jetzt hat sie es noch nicht gewagt, den Umschlag irgendwo sichtbar hinzulegen.
Manchmal schaudert es Mieke, wenn sie an die leeren Tage ohne Marcel denkt, die vor ihr liegen.
Nur in Marcels Zimmer fühlt sie sich wohl. Dort ist es so, als unterhielte er sich wieder mit ihr, und sie spürt seinen Arm um ihre Schultern.

Wir beide schaffen das schon

Mutter kommt in den Garten, wo Mieke unter dem Sonnenschirm sitzt. Schmal ist Mama geworden, denkt Mieke, vor allem im Gesicht. Sie spricht immer noch sehr wenig.
«Mieke», sagt sie mit einemmal, nachdem sie eine Weile schweigend nebeneinander gesessen haben, «würdest du mir bitte helfen? Ich möchte Marcels Zimmer saubermachen. Vor allem aufräumen. Je eher, um so besser. Ich muß da einfach durch. Mir scheint es vernünftig zu sein, wenn du dabei bist. Du kannst dir dann gleich alles heraussuchen, was du haben möchtest. Der Rest kommt weg. Vielleicht können wir dort später mal eine Art Gäste- oder Arbeitszimmer einrichten.»
Weiter kommt Mutter nicht. Sie fängt an zu weinen.
«Mama», sagt Mieke, «wir beide schaffen das schon. Du und ich. Wenn du möchtest, fangen wir sofort an.»
Miekes Magen zieht sich zusammen. Sie darf gar nicht daran denken, daß sie Marcels Zimmer ausräumen, daß alles, was an Marcel erinnert, sortiert werden muß. Ihr schaudert bei dem Gedanken. Die ganze Zeit hat sie sich danach gesehnt, daß Mutter anfängt, von Marcel zu reden. Und jetzt, wo es endlich soweit ist, verläßt Mieke der Mut. Warum muß Mama auch ausgerechnet mit Marcels Zimmer beginnen? Aber wenn sie es unbedingt möchte...
Kurze Zeit später sitzen sie auf Marcels Bett. Leere Koffer und Kartons stehen auf dem Boden.

«Womit wollen wir anfangen?» fragt Mieke.
«Ich weiß es nicht. Es ist alles so schrecklich. Aber irgendwann muß es ja sein. Laß uns mit den Büchern und Schallplatten beginnen.»
Seine Bücher, seine Platten... Mieke nimmt sich als erstes die Platten vor. Sie sucht die heraus, die sie behalten möchte, und denkt dabei an Großvaters Worte. Immer wieder geht ihr Blick zwischendurch vorsichtig zu Mutter, die mit einem Taschentuch in der Hand auf Marcels Bett sitzt und nicht imstande ist, auch nur irgend etwas von seinen Sachen anzufassen. «Laß nur, Mama, ich mach das schon», sagt Mieke und sortiert weiter. Entschlossen legt sie die Platten auf verschiedene Stapel. «Die, die ich nicht haben möchte, bekommen Jean oder Jolie. Einverstanden?»
«Mach nur, Kind», sagt Mutter kaum vernehmbar. «Du kannst das auch sicher besser entscheiden als ich.»
Mit dir zusammen könnte ich es *noch* besser, denkt Mieke.
Nach den Schallplatten kommen die Bücher an die Reihe. Mutter sitzt immer noch geistesabwesend da. «Was soll ich mit den Schulbüchern machen?» fragt Mieke unsicher.
«Pack sie alle in einen Karton. Papa kann sie in der Schule abgeben.»
Und so wiederholt es sich ständig. Mieke fragt, Mutter gibt immer die gleiche Antwort: «Pack es in einen Karton.»
Mieke verzweifelt allmählich, sie möchte schreien. Warum will Mama, daß aufgeräumt wird, wenn sie noch nicht einmal weiß, was weg soll und was nicht? «Marcel, ich bin mir nicht sicher, ob ich alles richtig mache, aber ich gebe mir Mühe», murmelt Mieke. Wann fängt Mutter endlich an, über Marcel zu sprechen? Das Zimmer wird von Minute zu Minute kahler und leerer. Es sieht immer weniger nach Marcel aus. Das Bettzeug wird abgezogen, das heißt, Mieke zieht es ab. Mut-

ter hat sich auf einen Stuhl gesetzt. Hilflos dreht sie ihr nasses Taschentuch zu einem Pfropfen zusammen.
«Mama, sollen die Koffer und Kartons hier stehenbleiben, oder soll ich sie nach unten in den Flur bringen?» fragt Mieke.
«Ich weiß es nicht», antwortet Mutter.
«Was weißt du denn überhaupt?» schreit Mieke plötzlich auf, fast hysterisch. «Du hast mich gebeten, mit dir gemeinsam aufzuräumen, aber die ganze Zeit sitzt du hier nur rum. Keiner fragt mal nach mir. Seit Tagen versuche ich, Papa und dir eine Hilfe zu sein. Ich trau mich noch nicht mal zu weinen, wenn ihr dabei seid, aus Angst, ich könnte euch noch mehr Kummer machen, als ihr schon habt. Und dann die Onkel und Tanten! Die denken wohl, weil ich erst zwölf bin, habe ich weniger Kummer als die Erwachsenen. Keiner von denen hat mir die Hand gegeben und gesagt, wie leid es ihnen tut. Keiner hat auch nur einmal gesagt, wie schlimm sie es für *mich* finden. Nur Opa. Und Oma, Oma hab ich seit der Beerdigung nicht mehr gesehen! Und Papa und du, ihr sprecht überhaupt nicht mehr mit mir. Warum denn nicht? Warum sagt hier keiner mehr ein Wort über Marcel? Warum reden wir nicht ganz normal über ihn, während wir hier seine Sachen sortieren? Und wenn wir dann mal heulen müssen, was macht das schon? Ihr mit eurem ewigen Euch-tapfer-Halten! Und ich mach da auch noch mit... weil ich mich vor euch fürchte, weil ihr nichts sagt. Aber *ich* halte meinen Mund nicht mehr. Mir reicht's. Du kannst die Sachen hier selber wegräumen!»
Mieke springt auf, rennt aus Marcels Zimmer, die Treppe hinunter und in die Garage. Sie greift sich ihr Rad und fährt blind drauflos. Es ist ihr alles egal. Nach Hause möchte sie vorläufig nicht, in dieses Grabgewölbe. Da ist es ja noch schlimmer als auf dem Friedhof.

Friedhof, schießt es ihr durch den Kopf, ich gehe zum Friedhof. Ich gehe zu Marcels Grab.
Sie hat sich an dem Donnerstag vor dem Hügel mit dem Holzkreuz von Marcel verabschiedet. Aber wo sein Grab liegt, weiß sie gar nicht. Sie muß am Eingang nachfragen.
Ein Gärtner bringt Mieke ans Grab.
Dort ist sie nicht allein.
Eine Frau steht vor einem Haufen verblühter Blumen. Eine schmale Frau mit gebeugtem Rücken.
«Tag, Mieke», sagt Großmutter. «Ich dachte schon, daß ich dich hier treffen würde.»
Sie legt ihren Arm um Mieke. Mieke sieht eine weiße Schleife zwischen den verwelkten Blüten. «Tschüs, lieber Marcel. Oma», liest sie noch einmal.
«Oma, darf ich mit dir kommen?» fragt sie.
«Natürlich, Mieke», antwortet Großmutter und lächelt.

Wollen wir uns als erstes dein Album ansehen?

«Ich möchte nicht nach Hause, vorläufig nicht», sagt Mieke, als sie bei Großmutter ankommen. Unterwegs hat sie kaum gesprochen, und Großmutter hat auch nicht weiter nachgefragt.
«Du wirst deinen Grund dafür haben», sagt Großmutter jetzt nur.
«Oh, Oma, wenn du wüßtest, wie es zu Hause ist! Keiner redet vernünftig. Es ist so, als dürfte Marcels Name nicht mehr ausgesprochen werden. Mama und Papa spielen Tapfer-Sein, seitdem er tot ist. Und ich mach da auch noch mit... Bloß nicht zeigen, wie elend ich mich fühle. Heute nachmittag zum Beispiel haben Mama und ich Marcels Zimmer ausgeräumt. Das heißt, *ich* hab ausgeräumt, und Mama saß nur da. Ich hatte das Gefühl, als wüßte sie gar nicht, was wir machten. Sie sah einfach durch mich hindurch. *Sie* war es doch, die alles sortieren wollte. *Ich* doch nicht! Mir wäre es viel lieber gewesen, wenn das Zimmer so...»
Aus Mieke bricht alles heraus, sie weint bitterlich, kann sich gar nicht mehr beruhigen. Ihre Schultern zucken, ihr ganzer Körper weint. Großmutter setzt sich zu ihr, versucht, sie zu trösten, sie wiegt sie hin und her, flüstert ihr beruhigende Worte ins Ohr.
«Als ich hörte, daß Marcel tot ist», fängt Großmutter langsam an, «wollte ich keinen sehen. Dein Vater war hier, um es

mir zu sagen. Ich konnte nicht einmal mit ihm darüber reden. Ich hab ihn sofort gebeten, mich allein zu lassen.»

Durch ihre Tränen sieht Mieke sie ungläubig an.

«Ja, Mieke», fährt Großmutter fort, «ich wollte mit niemandem darüber sprechen, nur für mich sein und nachdenken. Ich mußte mich ganz langsam daran gewöhnen, daß Marcel nicht mehr da ist.»

«Wäre sein Zimmer nur so geblieben, wie es war», schluchzt Mieke. «Ich bin in den letzten Tagen ab und zu reingegangen, hab auf seinem Bett gesessen und mich mit ihm unterhalten. Und jetzt hat Mama alles kaputtgemacht. Alles! Es ist nicht mehr Marcels Zimmer. Jetzt ist er überhaupt nicht mehr da...»

«Siehst du, Mieke. So versucht jeder, sich auf eine andere Weise daran zu gewöhnen, daß wir jetzt ohne Marcel leben müssen.»

Großmutter atmet tief durch. «Für mich ist es so, als hätte ich mein eigenes Kind verloren. Marcel bedeutete mir alles. Ich hatte viel Zeit für ihn, brauchte nicht verantwortlich für ihn zu sein, konnte einfach das Zusammensein mit ihm genießen. Das habe ich mit meinen eigenen Kindern nie so richtig können. Dein Großvater und ich, wir hatten viele Sorgen, auch finanzielle. Ich arbeitete außerdem den halben Tag, war erst danach für die Kinder da. Als sie aus dem Hause gingen, starb dein Großvater. Plötzlich war ich ganz allein. Und dann wurde Marcel geboren. Ich war ganz verrückt nach ihm, liebte ihn. In ihm fand ich so vieles von meinen eigenen Kindern wieder. Zum Glück waren deine Eltern immer damit einverstanden, daß Marcel so oft bei mir war. Marcel erzählte mir von kleinauf alles, seine Geheimnisse, seine großen und kleinen Sorgen. Er gab mir viel Wärme und Liebe. An jenem Sonntag war es so, als wäre auch ein Stück von mir gestorben.

Ich glaube, etwas werde ich nie begreifen: daß ich ihn nie mehr werde lachen hören, daß ich ihn nie mehr sehen werde, wie er sich mit dir, Mama und Papa kabbelt.»
Großmutter steht auf. Aus dem Buffet holt sie ein Album. *Marcel* steht auf dem Deckel.
«Ich habe ein Album von Marcel angelegt.» Sie legt es vor Mieke auf den Tisch. Dann geht sie wieder zum Buffet, holt noch ein Album aus dem Schubfach. Erstaunt liest Mieke ihren eigenen Namen auf dem Umschlag.
«Ja, Mieke, von dir habe ich genauso ein Album angelegt. Du bist genauso mein Enkelkind wie Marcel. Dich habe ich mindestens ebenso lieb wie deinen Bruder. Er war nur umgänglicher, schon als Kind. Zugänglicher. Du bist verschlossener. Und ich wollte nichts erzwingen. Ich wollte dich in Ruhe lassen. Ich hoffte, daß du eines Tages von dir aus zu mir kommen würdest. So wie heute. Ich habe lange darauf gewartet. Und jetzt bist du da. Wollen wir uns als erstes dein Album ansehen?»

Schau doch bitte mal in meinen Schreibtisch

Großmutter legt Miekes Album neben das von Marcel und setzt sich zu ihr aufs Sofa. Mieke ist immer noch so erstaunt, daß sie kein Wort herausbringt.
Dann fällt sie Großmutter um den Hals. «Ehrlich, Oma, ich hab immer gedacht, daß Marcel dein Liebling ist. Deshalb bin ich nicht so oft zu dir gekommen. Ich dachte, du wolltest lieber mit Marcel allein sein.»
«Aber, Mieke», sagt Großmutter beinahe entrüstet.
Sie kocht eine große Kanne Tee, bereitet einen Teller belegte Brote vor und setzt sich wieder zu Mieke.
Gemeinsam vertiefen sie sich in das Album. Mieke sieht sich auf den Bildern als Säugling, als Kleinkind und als Schulkind in der ersten Klasse. Großmutter hat alles genau aufgeschrieben und festgehalten, die ersten Wörter, die Mieke gesprochen hat, und wie viele Zentimeter sie an jedem Geburtstag wieder gewachsen ist. Sogar eine Haarlocke aus der Zeit, als sie noch ein Baby war, ist da eingeklebt! Außerdem ihre Geburtsanzeige und das Bild von ihrer ersten Kommunion.
«Als meine eigenen Kinder so klein waren, hatte ich keine Zeit und auch kein Geld für solche Alben», sagt Großmutter. «Fotografieren war ein teures Hobby, und so ein Album wie dieses hier, in dem man vieles nur auszufüllen braucht, gab es damals nicht.»
Mieke genießt das Zusammensein mit Großmutter. Die Aus-

einandersetzung mit ihrer Mutter hat sie längst vergessen. Sie findet es herrlich, zu zweit ihr Album anzuschauen. Aufmerksam blättert sie weiter, und Großmutter erzählt dazu. Zwischendurch greift Mieke nach den belegten Broten und trinkt den süßen, heißen Tee. Großmutter erinnert sich an viele Einzelheiten, die Mieke noch nie gehört hat, selbst nicht von den Eltern. Mit einem tiefen Seufzer klappt sie nach dem letzten Foto das Album zu.

«Das war toll, Oma», sagt Mieke. «Hast du nicht auch Fotos von dir, als du noch klein warst?»

«Ja, aber nicht mehr sehr viele», antwortet Großmutter. «Im Krieg ist ziemlich viel verlorengegangen.» Sie geht aus dem Zimmer, und kurze Zeit später kommt sie mit einer kleinen altmodischen Blechdose zurück.

Und wieder hört Mieke gespannt zu, wie Großmutter erzählt, diesmal von sich selbst, als sie noch Kind war, und von der Zeit, als ihre Kinder geboren wurden. Da ist Vater, auf Großmutters Schoß, auf ihrem Arm. Zu jedem Foto weiß Großmutter etwas zu erzählen. Mieke könnte stundenlang zuhören. «Oh, Oma, wie schön. Daß ich da nicht eher drauf gekommen bin, daß du Fotos von früher hast!»

Der Tee und die Brote sind alle. Draußen ist es längst dunkel geworden.

«Darf ich Mama und Papa mal schnell anrufen?» fragt Mieke. Sie wählt die Nummer. «Hallo, Papa», sagt sie, «hier ist Mieke. Ich bin bei Oma. Schau doch bitte mal in meinen Schreibtisch, in das rechte Fach. Dort liegt etwas für Mama und dich. Ich bleibe heute nacht hier. Schlaf gut und grüß auch Mama und Charlie. Bis bald!»

Es ist fast Mitternacht, als Mieke endlich in Großmutters schönstem Spitzennachthemd in dem winzigkleinen Gästezimmer unter die Decke schlüpft.

Leben in vergangenen Zeiten

Hexen und mutige Frauen, Ritter und Aufständische, Indianer und Piraten – Lebensbilder und aufregende Abenteuer aus vergangenen Zeiten.

Norgard Kohlhagen
Mehr als nur ein Schatten von Glück *Mathilde Franziska Anneke*
Ein Leben in abenteuerlicher Zeit
(rotfuchs 557 / ab 13 Jahre)
«Die Vernunft befiehlt uns, frei zu sein.» 1849 zieht Mathilde Franziska Anneke mit im badisch-pfälzischen Revolutionsheer. Als Soldatin, Journalistin, Frauenrechtlerin und Lehrerin kämpft sie ihr Leben lang für die bürgerlichen Grundrechte.

Willi Bredel
Die Vitalienbrüder *Ein Störtebeker-Roman*
(rotfuchs 24 / ab 11 Jahre)
«Ein freies und fröhliches Leben kennen nur Fürsten, Pfaffen und Piraten», hieß ein Sprichwort im 14. Jahrhundert. Die Vitalienbrüder, Freibeuter in der Nord- und Ostsee, machten den hanseatischen Pfeffersäcken jahrzehntelang die Geschäfte unsicher.

Ulrike Haß
Teufelstanz *Eine Geschichte aus der Zeit der Hexenverfolgung*
(rotfuchs 300 / ab 13 Jahre)
«Marie, meine Liebe, wir müssen jetzt Abschied nehmen.» Ursula Haider wird von den Knechten des Henkers abgeholt – eine Hexe soll sie sein ... Ursula hat wirklich gelebt: in Nördlingen am Ende des 16. Jahrhunderts.

rororo rotfuchs

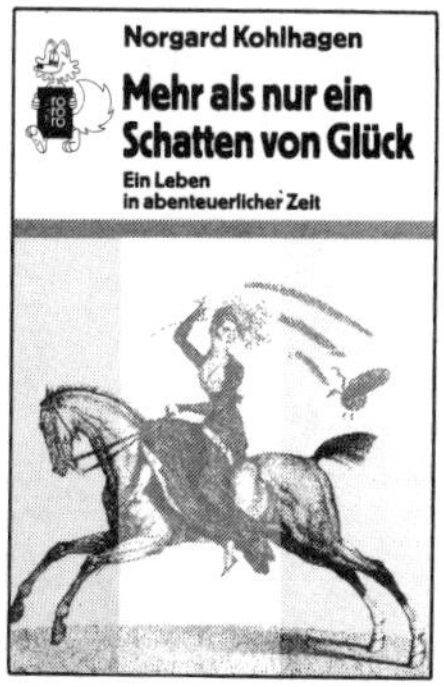

Heidi Staschen
Verraten, verteufelt, verbrannt
Hexenleben
(rotfuchs 577 / ab 12 Jahre)
Individuelle Lebensgeschichten von Frauen aus der Zeit der Hexenverfolgung

Martin Selber
Faustrecht *Timm Riedbures gefährliche Flucht*
(rotfuchs 93 / ab 9 Jahre)
Nicht einen Tag länger will Timm dem Rittersaß dienen. Nach vielen Abenteuern findet er in Magdeburg Zuflucht. Aber dort herrscht die Pest...

Frederik Hetmann
Der Rote Tag *Bericht über die Schlacht am Litte Bighorn River zwischen den Sioux und Cheyennes und derUS-Kavallerie unter General Armstrong Custer.*
(rotfuchs 275 / ab 13 Jahre)

Kriminalgeschichten

Hansjörg Martin
Die Sache mit den Katzen
Ein Krimi, weil es um ein Verbrechen geht, das manche Leute nicht für ein Verbrechen halten
(rotfuchs 344 / ab 10 Jahre)

Klaus Möckel
Bennys Bluff *oder Ein unheimlicher Fall*
(rotfuchs 611 / ab 12 Jahre)
Wie Klaus Möckel, einer der bekanntesten Krimiautoren der ehemaligen DDR, diese verrückt-traurige Geschichte erzählt, «steht haushoch über manchem bemühten Kinderkrimi» (*Frederik Hetmann*).
Kasse knacken... *Ein Kinderkrimi*
(rotfuchs 673 / ab 10 Jahre)
In seinem neuen Buch erzählt der Autor von der Freundschaft dreier Kinder aus Ost und West, die durch Zufall einer Diebesbande auf die Spur kommen. Das Mädchen Lia gerät in einen schweren Gewissenskonflikt, denn ausgerechnet ihr Bruder scheint mit der Bande zusammenzuarbeiten...

Sylvia Brandis
Español *Rätsel um einen andalusischen Hengst*
(rotfuchs 656 / ab 12 Jahre)
Woher kommt der atemberaubend schöne und kostbare Hengst Español? Weiß der skrupellose Pferdehändler Schimmer mehr als er zugibt? Jan ahnt die Zusammenhänge und weiß von dunklen Geschäften. Eine spannende und brillant geschriebene Abenteuergeschichte um ein Pferd und den schüchternen Jungen Jan Tomsen.

rororo rotfuchs

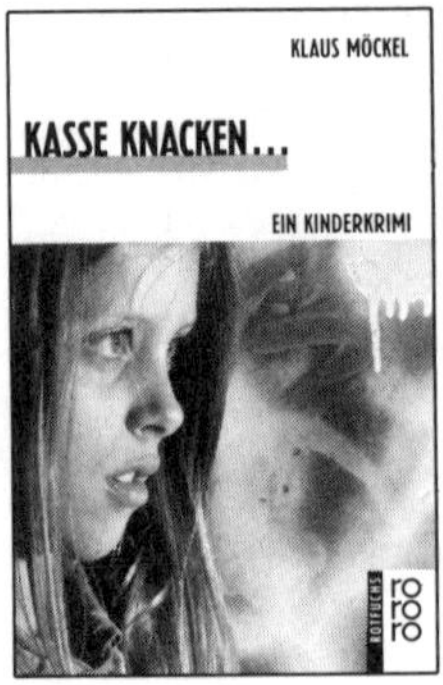

Emer O'Sullivan / Dietmar Rösler
Butler, Graf & Friends: Umwege
Ein deutsch-englischer Krimi
(rotfuchs 647 / ab 13 Jahre)
Der Fall beginnt am Flughafen, wo Kontrollinstrumente verrückt spielen, und führt zu einer Erpresserbande, die die Arbeit eines genialen Programmierers ausnutzt, der Programme für künstliche Welten erstellt...

Frauke Kühn
« ... trägt Jeans und Tennisschuhe»
(rotfuchs 439 / ab 12 Jahre)
«Ein Kollege meiner Mutter erkannte mich. Ich fand das nicht weiter schlimm. Wer kommt schon auf die Idee, daß der überall herumposaunt, daß man mit mir sehr viel Spaß haben kann..»
Ein Mädchen verschwindet
Krimi
(rotfuchs 519 / ab 14 Jahre)

I like reading - und du?

Emer O'Sullivan studierte in Dublin und Berlin Germanistik und Anglistik und arbeitet jetzt am Institut für Jugendbuchforschung der Universität Frankfurt/Main. **Dietmar Rösler** arbeitet als Dozent im Department of German des King's College der University of London mit den Schwerpunkten Germanistik und Deutsch als Fremdsprache.

I like you - und du?
(rotfuchs 323/ab 12 Jahre)
Der irische Junge Paddy zieht nach Berlin und lernt dort Karin kennen. Aus der Not, daß er kaum Deutsch und sie schlecht Englisch kann, machen sie eine Tugend und kombinieren beides, so gut es geht. Der Leser hat, ehe er sich versieht, ein halbes Buch auf Englisch gelesen und viele Vokabeln gelernt - ganz ohne Wörterbuch.

It could be worse, oder?
(rotfuchs 374 / ab 13 Jahre)
Diesmal muß Karin sich in einer fremden Umgebung - in Irland - zurechtfinden, was ihr nicht leichtfällt. Steht die Freundschaft zwischen ihr und Paddy auf dem Spiel...?

Mensch, be careful!
(rotfuchs 417 / ab 13 Jahre)
Ein spannender Krimi in englisch-deutschem Sprachmischmasch über Juwelenschmuggel per Fisch!

Butler & Graf
(rotfuchs 480 / ab 14 Jahre)
Florian Graf, ein arroganter Junge aus reicher Familie, soll in London einen Sprachkurs mit «Familienanschluß» belegen. Maddy Butler, die Tochter der Familie, liebt Computer und Judo. Für Florian hat sie nicht viel übrig. Unvorhergesehen geraten beide in einen Kriminalfall, den sie gemeinsam deutsch-englisch aufzuklären versuchen.

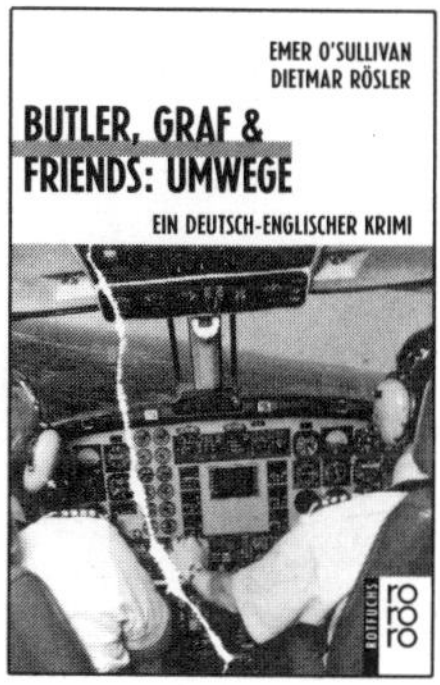

rororo rotfuchs

Butler, Graf & Friends: Nur ein Spiel?
(rotfuchs 531 / ab 14 Jahre)
Ein deutsch-englischer Krimi über mysteriöse Ereignisse rund um ein Fernseh-Quiz...

Butler, Graf & Friends: Umwege
(rotfuchs 647 / ab 13 Jahre)
Maddy traut ihren Ohren nicht: Mannis Flugzeug soll nicht auf dem Flughafen, sondern auf der Autobahn landen. Die Durchsage erweist sich als falsch, doch die merkwürdigen Ereignisse nehmen kein Ende. Maddy und ihre Freunde versuchen, den Fall in bewährter deutsch-englischer Zusammenarbeit zu lösen.

4028/1